Mein Corona - Impfdurchbruch

Eine Reise nach Würzburg mit Folgen

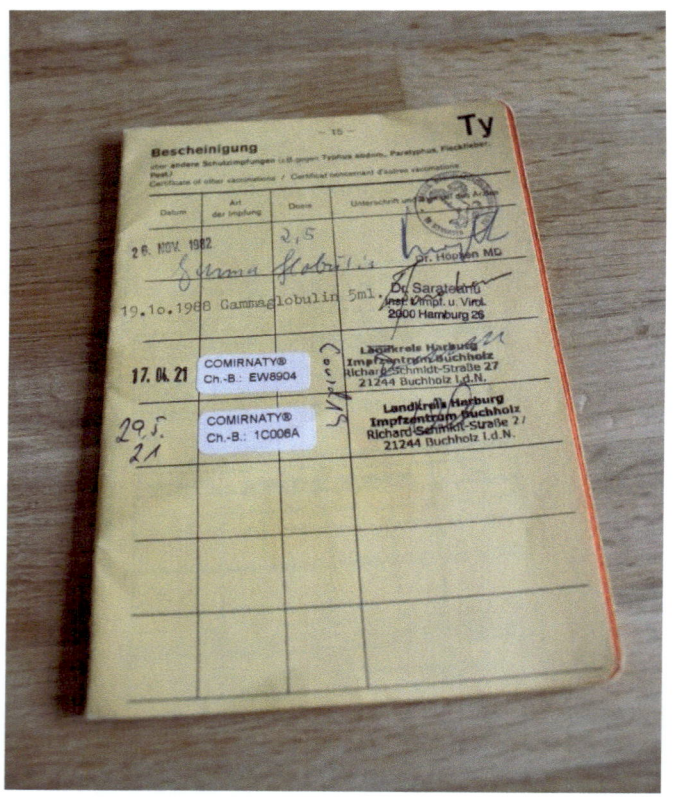

Die Impfungen gegen das Coronavirus COVID-19 werden im international anerkannten Impfheft eingetragen, der Impfnachweis vor Ort erfolgt aber in der Regel digital

Michael Schnelle

Mein Corona - Impfdurchbruch

Eine Reise nach Würzburg mit Folgen

Ein Erlebnisbericht und Ratgeber zugleich

Impressum

Bibliografische Information der Deutschen Nationalbibliothek:
Die Deutsche Nationalbibliothek verzeichnet diese Publikation in der Deutschen Nationalbibliografie; detaillierte bibliografische Daten sind im Internet über http://dnb.dnb.de abrufbar.

© 2021 Michael Schnelle, Rosengarten

Herstellung und Verlag: BoD – Books on Demand, Norderstedt

ISBN: 978-3-7557-4031-5

Vorwort

Der weltweite Ausbruch der Infektionskrankheit COVID-19, bei uns umgangssprachlich meist Corona genannt, hat unser Leben seit dem Frühjahr 2020 erheblich beeinträchtigt und durcheinander gebracht. Mehrere Lockdowns haben den Wunsch nach einem möglichst normalen Leben verstärkt. Dank der schnellen Entwicklung von Impfstoffen kann der Krankheit nun auch entgegengetreten werden. Stand Herbst 2021 sind knapp 70% der deutschen Bevölkerung vollständig geimpft. Damit wird aber noch keine Herdenimmunität erreicht. Auf der anderen Seite lässt die Wirkung der Impfstoffe nach, was auch erwartet worden war. So benötigen wir eine weitere dritte sogenannte Booster-Impfung. Die jetzige Situation führt aber auch vermehrt zu Impfdurchbrüchen bei vollständig Geimpften. Gefährdet sind vor allen Dingen Ältere oder Menschen mit Vorerkrankungen, aber nicht nur! Als Betroffener herrscht im Fall der Erkrankung oft Panik und man weiß nicht, was zu tun ist. Der Autor schildert an Hand seines Impfdurchbruchs die Geschehnisse von der Infektion bis zur Genesung. Er gibt zudem Tipps zum umsichtigen Handeln, dem Verhalten gegenüber Dritten und nennt nützliche Adressen.

Michael Schnelle, im November 2021

Inhaltsverzeichnis

Auf dem Weg zur Ansteckung in Würzburg

Die Freude war groß. Die Jahrestagung stand bevor. Sie sollte unter 2G-Regeln stattfinden, also nur Geimpfte und Genesene mit entsprechendem Nachweis. Der Corona-Pandemie geschuldet, hatte ich viele Kolleginnen und Kollegen lange nicht mehr persönlich gesehen. In Zeiten des Lockdowns war der Kontakt nur per Zoom möglich. Das konnte aber kein dauerhafter Ersatz sein!

So fuhr ich am Freitag (29. 10. 2021) morgens mit dem Regionalzug nach Hamburg-Harburg und von dort weiter mit dem ICE nach Würzburg. Mein Zimmer war in einem Hotel gegenüber vom Hauptbahnhof in Würzburg gebucht, also nicht im Tagungshotel am Ufer vom Main. Dies hatte den Grund, dass ich nach Tagungsende noch eine Verlängerung plante, eine Recherche für eine zukünftige Gruppenreise.

Bei Ankunft war mein Zimmer noch nicht bezugsfertig, einchecken und meinen Koffer unterstellen konnte ich aber schon. So verabredete ich mich per Telefon zunächst mit einer Kollegin und einem Kollegen, von denen ich wusste, dass sie mit dem nachfolgenden ICE ankommen würden. Gemeinsam kehrten wir dann in einem Café gegenüber vom Hauptbahnhof ein, machten dort Mittagspause und freuten uns einfach über unser Wiedersehen. Den Nachmittag nutzte ich für einen geschäftlichen Einkauf, für den ich zu Hause immer keine Zeit gefunden hatte.

Am frühen Abend machte ich mich dann auf den Weg zum Tagungshotel. Dort war ein erstes Treffen geplant. Nach der Begrüßung durch den Verbandsvorsitzenden, stand in den nachfolgenden Gesprächen natürlich die Corona-Krise im Mittelpunkt. Dabei kristallisierte sich schnell heraus, dass diejenigen, die nur vom Tourismus abhängig sind, am härtesten getroffen wurden, denn hier gab es Umsatzeinbrüche von bis zu 100%. Wer mehrere Standbeine hatte oder Einkünfte noch außerhalb der beruflichen Tätigkeit, kam glimpflicher davon. Trotz steigender Inzidenzzahlen herrschte aber auch ein vorsichtiger Optimismus, was die Aufträge und deren realitische Durchführung in 2022 betraf. Auf jeden Fall bot uns das Tagungshotel ein erstklassiges Abendessen, und hervorragende Weine hatte man ebenfalls!

Der nächste Tag, Samstag (30. 10. 2021) war trübe und nasskalt. Es gab viel Regen. Ich betone dass, weil wir an diesem Tag lange draußen unterwegs waren und ich später davon ausging, ich hätte mir heute eine Erkältung eingefangen.

Auf dem Programm stand am Vormittag zunächst eine normale Stadtführung, auf der wir natürlich den Kiliansdom besuchten, den Markt mit der Marienkapelle sahen, über die Alte Mainbrücke

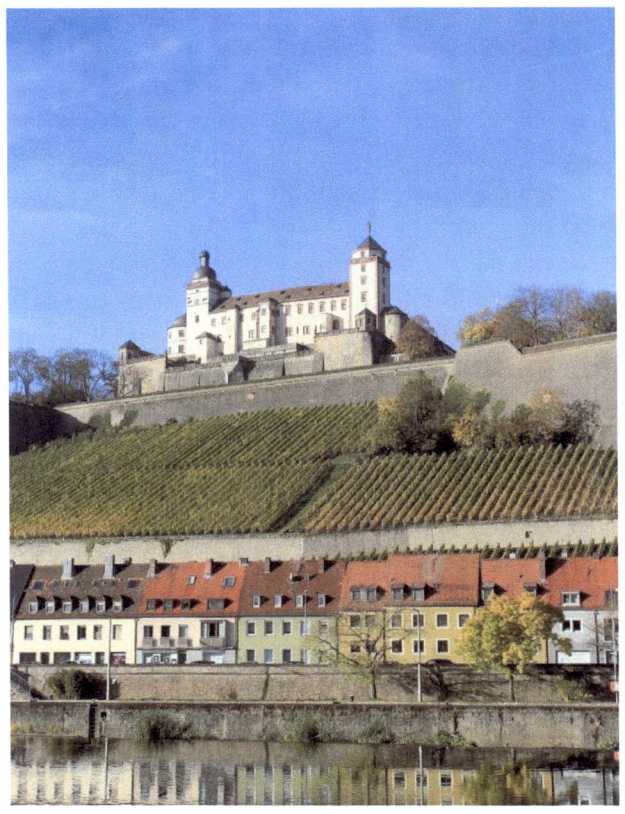

Blick zur Festung Marienberg

marschierten und einen Blick hinauf zur Festung Marienberg und hinüber zum Käppele warfen.

Mittags waren wir dann bei der Residenz, wo uns in einem Restaurant reservierte Plätze und vorbestelltes Essen erwartete. Hier galt, wie auch im Tagungshotel, natürlich 2G! Wegen des Regens fiel die geplante kleine Wanderung durch die Weinberge dann aus. Dafür besichtigten wir verschiedene Weingüter in der Stadt. Auch das war außerordentlich interessant, wußte ich doch vorher nicht, dass viele alte Weingüter mitten in der Stadt ansässig sind, dort eine grüne Oase inmitten des Häusermeers. Unsere Tour endete schließlich am Hauptbahnhof. Von dort fuhren wir per Linienbus hinauf nach Unterdürrbach. Dort besichtigten wir ein Weingut. Im Rahmen einer Kellereibesichtigung erfuhren wir viel über den Fränkischen Wein, über neue Lagermöglichkeiten und neue Weinsorten. Mit einer Fränkischen Brotzeit und einer Weinprobe ließen wir den Abend nett ausklingen.

Der Sonntag (31. 10. 2021) stand ganz im Zeichen der Jahrestagung, deren Details die Leserschaft meist wenig interessieren wird. Zu Beginn musste jeder Teilnehmer noch einmal persönlich sein 2G - Zertifikat vorzeigen. Darauf hatte das Hotel ausdrücklich bestanden! Unterbrochen von der Mittagspause, hielten wir uns natürlich den ganzen

Tag im geschlossenen Tagungsraum auf, sorgten aber für häufiges Lüften. Da es heute ungewöhnlich mild war, nutzte ich selbst die Mittagspause für einen kleinen Spaziergang in der Sonne. Am späten Nachmittag war die Tagung zu Ende.

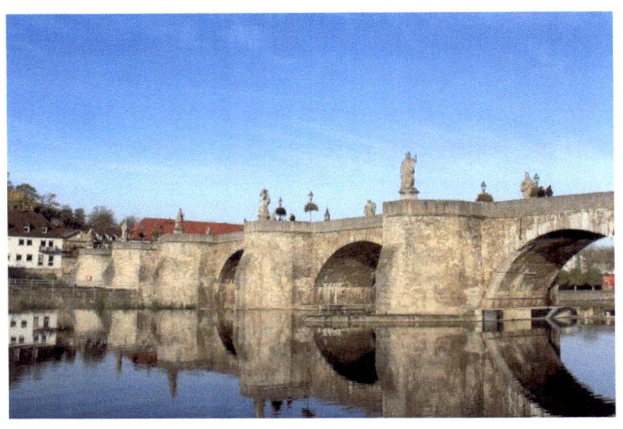

Alte Mainbrücke in Würzburg

Nach Verabschiedung von den Kolleginnen und Kollegen machte ich mich auf den Weg zum Hauptbahnhof, wo ich morgens meinen Koffer eingeschlossen hatte. Mit dem Regionalzug ging es nach Karlstadt, wo ich für die nächsten zwei Nächte eine Unterkunft gebucht hatte. Bei Ankunft sah alles finster aus, denn durch das lange Wochenende mit Allerheiligen am Montag hatte man außer der Reihe Ruhetage eingelegt. Doch es gab einen Klingelknopf mit Sprechanlage. Und schon wenige Minuten später kam jemand vorbei und brachte mich auf mein Zimmer. Aufgrund der Feiertagsituation hatten viele Restaurants geschlossen und die wenigen geöffneten Gasthäuser waren gut besucht, sodass es für einen Einzelgast aussichtslos war einen Platz zu ergattern. Schließlich hatte ich Erfolg in einem vietnamesischen Restaurant, wo es relativ leer war. Da ich die Asiatische Küche liebe, war das dann die richtige Wahl für mich, wenngleich ich auch gern ein typisch fränkisches Lokal gern besucht hätte.

Die Tage nach der Ansteckung

Für Montag (01. 11. 2021), also Allerheiligen, war absolut gruseliges trübes Wetter mit hoher Regenwahrscheinlichkeit vorhergesagt. So fragte ich mich schon, ob sich meine Tour verwirklichen lässt, denn den ganzen Tag im Regen zu laufen, dazu hatte ich auch keine Lust. Aber wie schon oft, das Wetter sollte besser werden als vorhergesagt. Auf dem Weg vom Hotel zum Bahnhof in Karlstadt regnete es noch. Mit dem Zug fuhr ich dann die kurze Strecke nach Gemünden am Main. Durch einen unplanmäßigen Aufenthalt kam ich dort verspätet an, was mich nicht störte aber typisch für den Bahnbetrieb ist. Bei Ankunft hatte es schon aufgehört zu regnen, war aber sehr trübe und nasskalt. Mein heutiger Plan sah vor, auf dem Spessart - Wanderweg 1 nach Lohr zu laufen, um zu erkunden, ob sich diese Etappe für die angedachte Gruppenreise lohnt.

Durch den Feiertag lief ich diesen Morgen durch eine menschenleere Kleinstadt. Der Weg führte mich ins Zentrum, wo ich in einer geöffneten Bäckerei noch Laugenbrezel für unterwegs einkaufte. Über den Main kam ich schnell aus Gemünden wieder heraus und fand den Einstieg zum Spessart-Wanderweg 1. Im einsamen Wald musste ich zunächst auf längerer Strecke ansteigen. Mitten im

Wald, der schön herbstlich gefärbt war, kam ich zur einsamen Klosterquelle. Dann ging es wieder abwärts zur Burgruine Schönrain, von der man einen schönen Blick ins Maintal genießt.

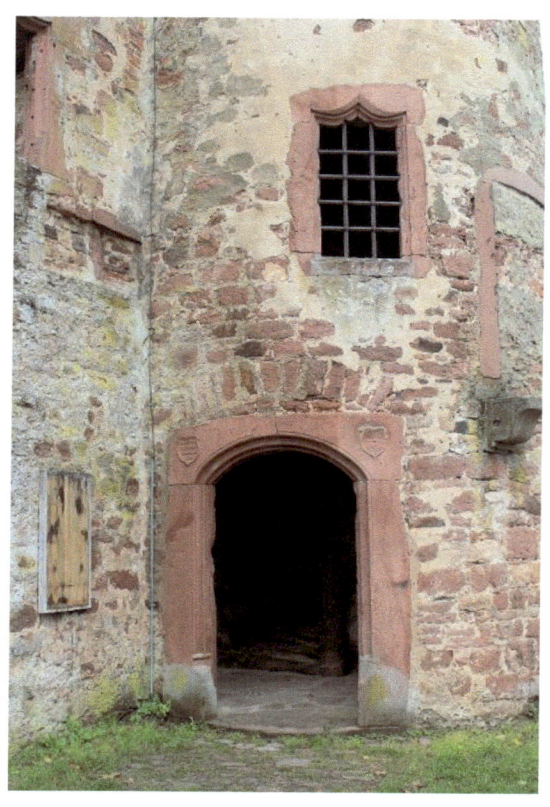

Eingang zur Burgruine Schönrain

Hier machte ich eine Rast und war auf der Wanderung noch immer niemanden begegnet. Das sollte sich bald ändern. Kurz vor Halsbach begegnete ich einem Jogger. Der kleine Ort wird von dem Wanderweg nur kurz berührt. Dann war ich schon wieder in der Einsamkeit unterwegs. Ein welliges Hügelland führte abwechslungsreich mal eben, mal etwas an- oder absteigend durch Waldgebiete und Felder. Vor Rettersbach erreichte ich einen weiteren kleinen Rastplatz, den ich nutzte. Am Ortsrand entlang, danach stieg ich zum Gasthof Buchenmühle hinab, von dem man zum Kloster Mariabuchen hinaufschaut. Zum Kloster selbst musste ich dann noch einmal ansteigen und hatte hier verschiedene Einkehrmöglichkeiten, die ich aber nicht nutzte. Allerdings traf ich hier dann doch auf verschiedene Besucher, die den Feiertag für einen Ausflug nach hier nutzen.

Hinter dem Kloster folgte ein weiteres Stück Anstieg im Wald. Dann ging es hinab zur einer Staatsstraße und nach deren Überquerung parallel zu ihr weiter abwärts. Beim Sportplatz am Beginn von Sendelbach, einem Stadtteil von Lohr, traf ich kurz auf die Staatsstraße. Hier ging der Wanderweg gleich wieder links ab und umrundete das Naturschutzgebiet Romberg. Bald hatte ich linkerhand erste Ausblicke ins Maintal. In Sendelbach angekommen, führte der Weg hinab zum Main und ein Stück in nördlicher Richtung an ihm entlang. Dann hatte ich die Alte Mainbrücke erreicht, stieg zu ihr hinauf und überquerte auf ihr den Main. Rechterhand kam ich dann auf der Turmstraße in das Stadtzentrum hinein.

Lohr am Main hat eine sehr schöne sehenswerte Altstadt mit vielen sehenswerten Gebäuden. So nahm ich mir zunächst etwas Zeit durch die alten Gassen zu bummeln. Durch das nicht so gute Wetter an diesem Tag hielten sich auch die Besuchermengen in Grenzen. Gewarnt vom Vortag, wo ich Schwierigkeiten hatte, einen Platz im Lokal zu bekommen, suchte ich schon früh nach einer Abendeinkehr. Fündig wurde ich am Marktplatz, wo ich in einem gemütlichen Wein-Restaurant ein typisches fränkisches Abendessen genoss. Neben mir am Tisch saß anfangs nur ein junges Paar, die miteinander beschäftigt waren. Doch schon bald füllte sich das Restaurant. Ich bezahlte dann und stand draußen im Regen bei Dunkelheit! Trotzdem ließ ich es mir nun nicht nehmen, durch das beleuchtete Lohr einen Abendspaziergang zu machen. Etwas schwieriger gestaltete sich dann der Weg zum Bahnhof. Ich wusste zwar, dass ich die Altstadt im Norden beim Busbahnhof verlassen und mich dann links halten musste, aber in der Dunkelheit war die Orientierung dann doch nicht so leicht. Letztendlich bin ich nicht den kürzesten Weg gelaufen, habe aber den Bahnhof trotzdem einwandfrei gefunden. Dort musste ich dann noch ein wenig warten, bis der Zug kam. Auch dieser hatte wieder etwas Verspätung. In Karlstadt wieder angekommen, regnete es nicht mehr. In wenigen Minuten erreichte ich dann wieder mein Hotel in der Altstadt, wo ich eine weitere Nacht verbrachte.

Dienstag (02. 11. 2021) war für mich noch ein ganz normaler Tag. Wie sollte ich erahnen, dass ich mich mit dem Coronavirus infiziert hatte und heute bereits ansteckend war? Selbst wenn ich es gewusst hätte, wäre ein Test noch immer negativ gewesen und hätte mir eine Sicherheit vorgegaukelt. Es nutzt sehr wenig, dass man heute weiß, dass die höchste Ansteckungsgefahr und Weitergabe der Viren zwei Tage vor dem eigentlichen Beginn der Symptome und zwei bis drei Tage danach am höchsten ist.

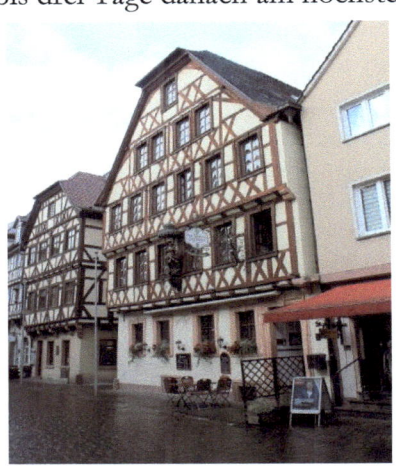

Meine Unterkunft in Karlstadt

So frühstückte ich vollkommen sorglos zunächst in meinem Hotel in Karlstadt. Dort saßen während des Frühstücks nur noch ein weiteres Paar im Frühstücksraum, gut so im Nachhinein betrachtet. Danach packte ich meine Sachen, bezahlte den Aufenthalt und machte mich auf den Weg zum Bahnhof. Mit der Regionalbahn fuhr ich zurück nach Würzburg und wartete dort auf meinen ICE. Der hatte natürlich wie so oft Verspätung. Im ICE hatte ich wie schon auf der Hinreise einen Einzelplatz gebucht. Mit lesen, surfen und mal einen Blick aus dem Fenster werfen, verging die Rückfahrt schnell, natürlich während der gesamten Fahrt mit Mund-und-Nasenschutz. Die Verspätung holte der Zug nicht mehr ein. So sah ich meinen Anschlusszug im Bahnhof Hamburg-Harburg noch stehen, erreichte ihn aber nicht mehr. Mit einer Stunde Verspätung brachte mich dann der Regionalzug zurück nach Hause. Am Bahnhof wurde ich samt Gepäck von meiner Frau abgeholt. Mit dem Auto ging es zurück nach Hause, natürlich mit Begrüßungskuss und ohne Maske!

Nachmittags angekommen, hieß es für mich zunächst den Koffer auszupacken, die Waschmaschine anzuwerfen, Post zu sichten und früh zu Abend zu essen. Grund dafür war, dass für mich um 19 Uhr noch eine Gemeinderatssitzung anstand. Für mich war es der Abschied von der Lokalpolitik. Nach zehnjähriger Tätigkeit im

Gemeinderat hatte ich Platz für einen jüngeren Nachfolger gemacht. Im Gasthaussaal saß ich direkt neben einem Kollegen, der ebenfalls ausschied. Der neu gewählte Rat, die ausgeschiedenen Mitglieder und zahlreiche Besucher sorgten für eine gut besuchte Ratssitzung. Und ich war als bereits Infizierter und Virenverbreiter einer davon! Nach der Ehrung verließ ich vorzeitig die Sitzung, denn mit der Neubesetzung der Ausschüsse konnte ich mich auch in den nächsten Tagen noch beschäftigen.

Der Mittwoch (03. 11. 2021) brachte keine Besonderheiten. Es war ein ganz normaler Bürotag, den ich nur zum Lebensmitteleinkauf unterbrach. Abends hatte ich das erste Mal das Gefühl, dass ich eine Erkältung bekommen könnte.

Wann bricht denn überhaupt eine Erkrankung aus? Meist ist das fünf bis sechs Tage nach der Ansteckung. Das wäre bei mir Mittwoch bis Samstag nach dem Tagungs-Wochenende gewesen. Die maximale Inkubationszeit beträgt jedoch vierzehn Tage.

Der Krankheitsausbruch und die heiße Ansteckungsphase

Donnerstag (04. 11. 2021) brachte mir die Gewissheit, dass ich eine Erkältung hatte, eine ganz kräftige sogar. Mit vielen Symptomen gleichzeitig wachte ich morgens auf und fühlte mich nur schlecht. Natürlich dachte ich an unsere feuchte Stadtbesichtigung in Würzburg am letzten Samstag und kam nicht ansatzweise als zweifach Geimpfter auf die Ideee, dass ich einen Corona - Impfdurchbruch haben könnte! Dabei war ich bereits seit zwei Tagen hochansteckend!

Zu meinen Symptomen gehörten

- Husten, teilweise längere Anfälle
- Schnupfen
- ein heißer Kopf, Fieber konnte ich jedoch keines feststellen
- heftiges Niesen
- Kopf- und Gliederschmerzen
- Halsschmerzen
- Schüttelfrost
- gerötete Augen mit Tränendruck
- leichte Konzentrationsschwäche und zeitweise eine gewisse Müdigkeit

Während das Niesen eigentlich überhaupt nicht typisch für eine Erkrankung durch das Coronavirus ist, leiden etliche Menschen unter dem vorübergehenden Verlust des Geruchs- und/oder Geschmacksinns. Auch Fieber kommt sehr häufig in Verbindung mit anderen Beschwerden vor. Andere leiden dagegen unter Verdauungsproblemen, Schwindel oder Hautveränderungen. Daneben gibt auch noch weitere Symptome, die ich hier nicht weiter aufgeführt habe.

Bei stark Infizierten kommt im Laufe der Erkrankung erst Kurzatmigkeit und dann eine akute Atemnot als Hauptsymtom hinzu. Auch eine Lungenentzündung ist möglich. Bei schwerer Erkrankung bleiben manchmal Beeinträchtigen zurück, die als Langzeitfolgen bezeichnet werden und die derzeit noch unzureichend erforscht sind.

Allein das nicht typische Niesen ließ mich glauben, dass ich eine gewöhnliche Erkältung hatte. Das änderte sich jedoch am Abend. Da erhielt ich vom Veranstalter der Tagung eine mail, in der er mitteilte, dass es unter den Teilnehmenden einen Impfdurchbruch gegeben hat. Er forderte alle Tagungsteilnehmer/innen zu einem baldigen Test auf.

Meine Frau und ich führten aber auch zu Hause sofort eine Isolation ein. Gemeinsames Essen fiel aus, es wurde von jedem zeitversetzt allein gegessen.

Auch gab es keinen gemeinsamen Fernsehabend mehr und auch das Schlafen war getrennt angesagt.

Freitagmorgen (05. 11. 2021) fuhren deshalb meine Frau und ich ins nahe Buchholz i. d. Nordheide, wo es eine Teststation gab. Das Ergebnis der Schnelltests war bei uns beiden negativ!

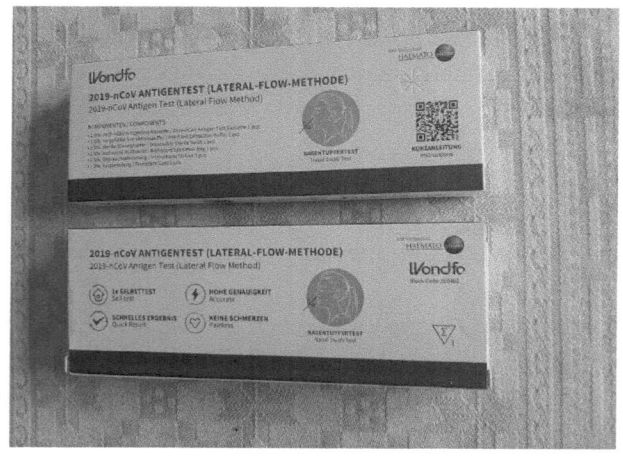

Schnelltests für zu Hause

Trotzdem berieten wir, wie wir uns in den nächsten Tagen verhalten wollten. Mir ging es ja weiterhin nicht gut. Für Samstag hatten wir eine Einladung zu einer Geburtstagsfeier von Verwandten bei Kiel. Am Sonntag stand für mich die Führung einer Wandertour an, und für den Abend hatten wir ebenfalls eine Einladung zu einer Geburtstagsfeier. Alle diese Termine hätte ich wahrnehmen dürfen, denn aufgrund des negativen Testergebnisses bestand kein Grund dies nicht zu tun. Dennoch ist die freiwillige Selbstisolierung wie ich sie praktiziert habe, natürlich der bessere Weg!

Bevor ich mit meiner Schilderung fortfahre, muss ich hier zunächst noch einmal festhalten, dass auch vollständig Geimpfte bei Erkrankung das Coronavirus übertragen können, also ansteckend sind. Wie lange ist man denn überhaupt ansteckend? Nach derzeitigen Erkenntnissen beginnt die hochansteckende Phase meist zwei Tage vor dem eigentlichen Krankheitsausbruch, bei mir also der Dienstag. Nach Krankheitsausbruch bleibt man ebenfalls für mehrere Tage ansteckend. Dabei wird mehrheitlich von zwei bis drei Tagen gesprochen, andere gehen von bis zu fünf Tagen aus. Danach sinkt die Virenlast deutlich. Viele sind dann schon nicht mehr ansteckend, was natürlich nicht bei einem schweren Krankheitsverlauf der Fall ist.

Was tat nun ich? Zunächst nahmen wir Telefonkontakt mit unseren Verwandten auf. Meine Frau überlegte anfangs allein an der Feier teilzunehmen, entschied sich dann aber doch wie ich nicht Richtung Kiel zu fahren. Ich informierte außerdem den Veranstalter für meine Wandertour am Sonntag, dass ich am letzten Wochenende

Kontakt mit einer infizierten Person hatte und sicherheitshalber die Tour absagen möchte. Zusätzlich begründete ich dies damit, dass mein Husten und Schnupfen auch bei normaler Erkältung für die Gruppe nicht angenehm sei. Begeistert reagierte mein Auftraggeber natürlich nicht, akzeptierte aber meine Entscheidung. Bezüglich unserer Einladung am Sonntagabend informierten wir unsere Gastgeber ebenfalls, vertagten eine endgültige Entscheidung jedoch zunächst.

Ansonsten ging es mir am Freitag und Samstag noch sehr schlecht. Ich bin kein Mensch, der krank sein möchte. Wenn ich mich also zumindest zeitweise ins Bett lege, dann geht es mir auch schlecht. Samstag erfuhr ich zudem, dass die Zahl der Impfdurchbrüche von der Tagung auf drei angestiegen war.

Am Sonntag (07. 11. 2021) ging es mir etwas besser. Trotzdem entschied ich mich, ein berufliches Treffen am Montag in Hamburg ebenfalls abzusagen. Eine Entscheidung für unsere abendliche Geburtstagseinladung stand aber noch aus. Ich selbst hatte schon entschieden, in keinem Fall mitzukommen. Meine Frau dagegen überlegte aber noch, allein zu unseren Freunden zu gehen.

Positive Testung

Noch am Freitag hatten wir uns mit weiteren Schnelltests eingedeckt, damit wir uns auch zu Hause testen können. Die kamen dann am Sonntagnachmittag (07. 11. 2021) zum Einsatz. Schon nach kurzer Zeit war klar, dass mein Schnelltest positiv war, der von meiner Frau nicht. So entschied dann auch meine Frau, nicht allein zur Geburtstagsfeier zu gehen, ganz einfach um nicht andere zu gefährden.

Am Montagmorgen (08. 11. 2021) fuhren wir erneut zum Testzentrum in Buchholz i. d. Nordheide, für uns eine Fahrt von knapp 10 Minuten. Auch im Auto trugen wir nun eine Mund-Nasen-Bedeckung. Auch dort war mein Schnelltest nun positiv, der von meiner Frau nicht eindeutig. Es folgten zwei PCR-Tests, deren Ergebnis nun abgewartet werden mussten. Meine Frau stornierte erste berufliche Termine. Wir machten uns zudem Gedanken wie wir den Einkauf organisieren wollten, falls wir beide in Quarantäne müssten. Freunde, mit denen wir sprachen, boten spontan ihre Hilfe an, und auch meine in Hamburg lebende Tochter erklärte sich bereit, zu uns rauszufahren und für uns einzukaufen.

Der Dienstag wollte nicht herumgehen, denn das PCR-Testergebnis ließ auf sich warten. Erst am frühen Abend lag es vor, bei mir natürlich positiv, bei meiner Frau negativ. Unsere Testergebnisse druckten wir sofort aus, um sie bei Rückfragen parat zu haben. Schon bei der Schnelltest-Station in Buchholz hatte man uns gesagt, dass wir bei einem positiven PCR-Testergebnis nicht selbst das Gesundheitsamt kontaktieren müssten, weil dieses vom Testergebnis automatisch informiert werden würde. Kurioserweise fühlte ich mich am Dienstagabend relativ gut und dachte, ich hätte schon fast alles überstanden, was dann aber doch ein Trugschluss war.

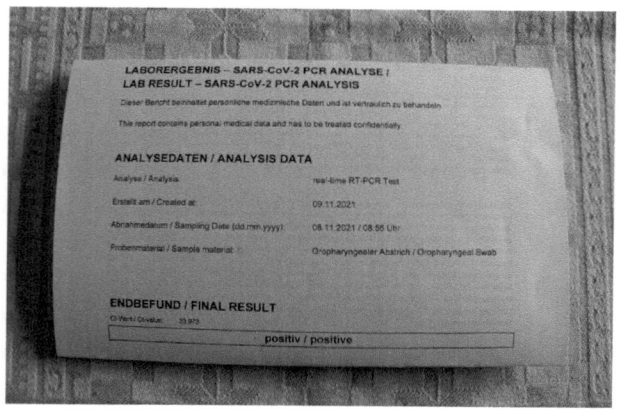

Positives Testergebnis

Quarantäne durch das Gesundheitsamt

Mittwoch (10. 11. 2021) wachte ich auf und hatte wieder stärkere Coronavirus-Erkältungssymptome. Also war das gestern Abend doch ein Trugschluss. Morgens informierte ich einen weiteren Auftraggeber über mein positives PCR-Testergebnis, denn von diesem hatte ich für den kommenden Samstag eine Gruppentour in Auftrag. Auch informierte ich den Kollegen, mit dem ich am Dienstag auf der Ratssitzung an einem Tisch gesessen hatte.

Im Laufe des Tage meldete sich dann auch das Gesundheitsamt aus Winsen/Luhe und befragte mich zu meinen Kontakten vor Krankheitsausbruch, zum eigentlichen Krankheitsausbruch und speziell zu meinen Symptomen. Man klärte mich darüber auf, an wen ich mich wenden solle, wenn noch stärkere Symptome auftreten sollten, was aber bereits schon sehr unwahrscheinlich sei. Gleichzeitig sprach man mündlich die Quarantäne bis einschließlich Mittwoch, den 17. 11. 2021 aus , also 14 Tage nach Krankheitsausbruch und belehrte mich über die rechtlichen Grundlagen dieser Freiheitseinschränkung. Dann bekam ich noch den Hinweis, dass ich mich natürlich im eigenen Garten aufhalten könne, wenn
dort keine haushaltsfremden Personen sein würden. Außerdem wurde von meiner Frau noch der

negative PCR-Test angefordert, weil für diese die Quarantäne dann nicht gelten würde. Dieser wurde dann als PDF-Dokument sofort an das Gesundheitsamt übermittelt.

Ein paar Worte noch zur Quarantäne: Es entspricht der Überlichkeit, dass man nach einem positiven Testergebnis und leichten Symptomen für 14 Tage in Quarantäne geschickt wird. Beginn und Ende orientieren sich dabei an dem Tag des Krankheitsausbruchs. Personen, mit denen man in einem Haushalt lebt und die vollständig geimpft sind, werden nicht mit Quarantäne belegt! Erwartet wird nur eine häusliche Absonderung des Erkrankten von gesunden Mitbewohnern, in der Regel für zehn Tage. Das bedeutet also, dass man untereinander ausreichend Abstand hält. Vergessen sollte man auch nicht die Hygiene und das häufige Lüften der Räume!

Als zweifach Geimpfte und Nichterkrankte konnte meine Frau deshalb normal einkaufen gehen und berufliche wie private Termine ohne Einschränkung wahrnehmen. Trotzdem hat sie zur Sicherheit vor jedem beruflichen Termin einen Schnelltest gemacht. Erwähnen möchte ich noch, dass trotzdem einige Freunde und Bekannte den persönlichen Kontakt zu meiner Frau ablehnten, obwohl sie nicht unter Quarantäne stand. begründeten dies mit dem persönlichen Sicherheitsbedürfnis.

Die Zeit bis zum Ende der Quarantäne

Meine Corona-Erkältungssymptome gingen weiter zurück, und so war ich froh, dass ich zumindest in den eigenen Garten konnte. Am Samstag (13. 11. 2021) erhielt ich dann die Qurantäne-Anordnung vom Landkreis auch noch einmal schriftlich. Dieser lag auch gleich eine Bestätigung bei, dass ich zusätzlich als genesene Person gelte, und das bis zum 09. 05. 2022.

Am Sonntag (14. 11. 2021) hatte ich so gut wie keine Symptome mehr. Dagegen wurde mir bewusst, dass ich ja eingesperrt bin, dies auch deswegen, weil meine Frau an diesem Tag etwas unternehmen konnte, ich aber nicht. Sie tröstete mich damit, dass ich ja bereits am Vortag für uns beide eine Veranstaltung Ende des Monats gebucht hätte und das Ende der Quantäne doch näher käme.

Ab Montag (15. 11. 2021) hatte ich überhaupt keine Symptome mehr. Dies deckt sich mit den allgemeinen Erfahrungswerten bei leichter Erkrankung. Danach treten dabei normalerweise Symptome für zehn bis maximal vierzehn Tage auf. Darauf ist auch die Quarantänezeit von vierzehn Tagen ausgerichtet.

Über die Tage bis zum Ende der Quarantäne am Mittwoch (17. 11. 2021) kann ich nichts Besonderes mehr berichten, weil ich symptomfrei war. Abends gönnten sich meine Frau und ich einen Piccolo und stießen auf die Genesung an!

Rückblick: Glücklicherweise wurde ich vom Veranstalter der Tagung darüber informiert, dass es einen Corona-Impfdurchbruch gegeben hatte. Ließ sich die Infektion zurückverfolgen? Tatsächlich erkrankte unsere Gästeführerin vom Samstag als erste und informierte den Verband umgehend. Bei den Tagungsteilnehmenden kam es dann bei drei Personen zu einem Impfdurchbruch, einer davon war ich. Interessanterweise saßen diese drei alle auf der gleichen Seite im Tagungsraum und dicht beieinander.

Selbst habe ich den Corona-Impfdurchbruch mit nur milden Krankheitssymptomen überstanden, dies aber sicherlich nur, weil ich zweifach geimpft war. Wie hätte das ohne vollständige Impfung ausgesehen? Deshalb gilt mein Apell den noch immer Ungeimpften. Schützen Sie sich selbst und Ihre Mitmenschen. Wenn nicht gesundheitliche Gründe dagegen sprechen, dann lassen Sie sich bitte umgehend impfen! Sie tragen dann dazu bei, dass sich das Coronavirus COVID-19 nicht mehr so stark verbreitet und wir nochmals größere Einschränkungen unseres Lebens in Kauf nehmen müssen.

Nützliche Tipps und Adressen

Bei Ihnen sind Erkältungs- bzw. Grippe-Symptome aufgetreten oder Sie haben die Information erhalten, dass Sie mit einer infizierten Person engen Kontakt hatten. Wie sollten Sie sich jetzt verhalten?

● Vermeiden Sie sofort unnötige Kontakte!

● Machen Sie einen Schnelltest oder lassen Sie einen solchen machen. Sollte dieser positiv sein, dann ist ein PCR-Test erforderlich.

● Telefonieren Sie mit Ihrem Arzt bzw. Ihrer Ärztin. Gehen Sie aber nicht ohne Voranmeldung in die normale Sprechstunde, denn Sie könnten schon Virenträger/in sein. Alternativ erreichen Sie den ärztlichen Bereitschaftsdienst unter der Telefonnummer 116 117. Sollten Sie erhebliche Beschwerden haben wie beispielsweise Atemnot, wählen Sie den Notruf unter 112.

● Falls Sie positiv getestet wurden, müssen Sie sich nicht selbst beim Gesundheitsamt melden, das Labor übernimmt das für Sie automatisch. Welches Gesundheitsamt für Sie zuständig ist, richtet sich nach Ihrem Wohnort.

● Sollten Sie nicht mobil sein, werden Ihnen entsprechende Hilfen angeboten.

● Während der häuslichen Quarantäne dürfen Sie nicht einkaufen gehen. Bitten Sie deshalb Kinder, Angehörige, Nachbarn oder Freunde darum. Einige Supermarktketten bieten auch einen Lieferservice an.

Wichtig ist, dass die Einkäufe, auch Pakete oder auch bestelltes Essen zur Abholung vor die Haustür gestellt werden und damit der direkte Personenkontakt unterbleibt.

● Weitergehende gute Informationen erhalten Sie auch auf den Seiten vom Robert-Koch-Institut unter <u>www.rki.de</u>.

Über den Autor

Der Autor, Jahrgang 1949, ist in Hannover aufgewachsen, hat aber den größeren Teil seines Lebens in und um Hamburg verbracht. Schon während der Schul- und Ausbildungszeit veröffentlichte er erste Zeitungsartikel. Bereits 1978 erschien im Rother Verlag sein erstes Buch. Seine Werke umfassen mehr als 30 Bücher, Artikel in Zeitungen und Zeitschriften sowie Texte im Internet.

Als gelernter Reiseverkehrskaufmann (heute Tourismuskaufmann) ist der Autor ein weltweit gereister Globetrotter und hat in Reisebüros und bei Reiseveranstaltern gearbeitet. Noch immer ist er als Gäste- und Wanderführer in seiner norddeutschen Heimat unterwegs sowie als Reiseleiter Richtung Skandinavien und auf längeren Wanderreisen.

Sein drittes Standbein ist der sozialrechtliche Bereich, wo er im Bereich von Nachlässen tätig war und heute noch im gesetzlichen Betreuungsbereich arbeitet.

Lange Jahre hat er sich kommunalpoltisch betätigt und saß für zehn Jahre im Gemeinderat. Noch immer übt er jedoch eine Reihe von ehrenamtlichen Tätigkeiten aus.

Sollte Ihnen dieses Büchlein gefallen haben, dann freut sich der Autor über eine kleine Rezension, die Sie auf diversen Internet-Seiten hinterlassen können, ausgenommen Verwandte, Freunde und Bekannte. Kritik ist natürlich auch willkommen.

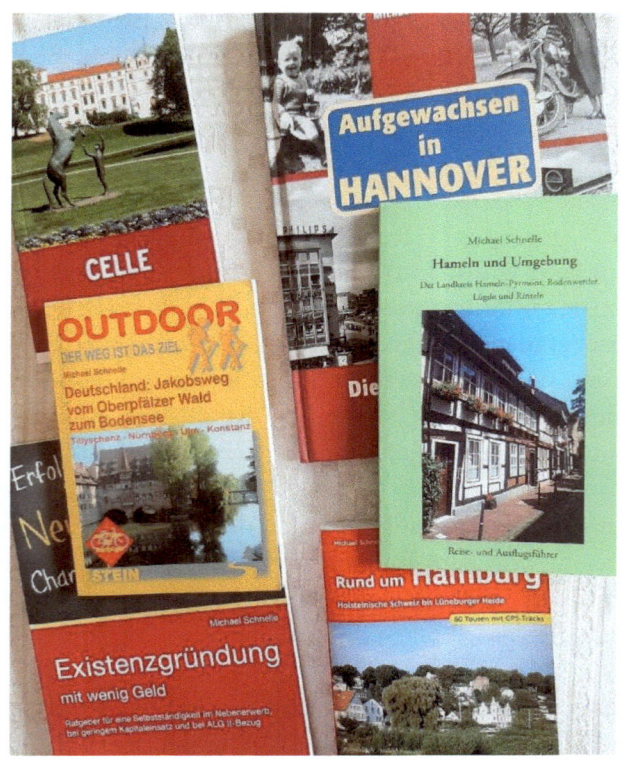

Büchervielfalt vom Autor

Andere Bücher des Autors erhalten Sie u. a. bei der Versandbuchhandlung www.autorenwelt.de, unter www.buch24.de, www.booklooker.de und über die Verkaufsplattform von www.fairmondo.de. Falls Sie den Autor noch mehr unterstützen möchten, dann tätigen Sie die Bestellung über die Verandbuchhandlung www.autorenwelt.de, denn diese beteiligt die Autoren zusätzlich noch am Verkauf.

Gern können Sie mich auch direkt kontaktieren, mir eine mail unter agenturmtv@arcor.de schreiben oder meine Internetseiten besuchen.

www.touristik-und-medien.de sowie
www.gaestefuehrungen-weser-elbe-heide.de

Bildnachweis

Alle neun Fotos einschließlich der Abbildung auf der Titelseite stammen vom Autor.

Über das Selfpublishing

Traditionelle Verlage planen mit festen Druckauflagen und langfristig im Voraus. Die Corona-Jahre haben auch die Verlage und Buchhandlungen wirtschaftlich hart getroffen. Manche kämpfen um ihre Existenz. Auch für etablierte Autoren ist es deshalb immer schwieriger geworden, einen Verlag zu finden, der ihr Werk verlegt.

Einst wurden die Selfpublishing-Dienstleistungsverlage belächelt. Den Autoren wurde dagegen nachgesagt, sie hätten keinen richtigen Verlag gefunden. Tatsächlich gibt es gute und schlechte Autoren in beiden Verlagswelten. Ich habe noch die meisten meiner Bücher in traditionellen Verlagen herausgebracht. Doch das könnte sich ändern. Nie hätte ich dieses Buch so schnell auf den Markt bringen können wie das im Selfpublishing-Verfahren möglich ist. Aber es gibt auch Nachteile. Farbseiten sind im Print-on-Demand-Verfahren immer noch sehr teuer. Hätte ich mich bei diesem Buch für das teuere Fotopapier entschieden, wäre das Buch zwar äußerlich etwas ansprechender, würde aber deutlich mehr kosten, und das wollte ich Ihnen nicht zumuten.